AF314579

ESSAI

SUR LA

FIÈVRE TYPHOÏDE

ET

SON TRAITEMENT

PAR

ANDRÉ JEAN TATALIAS
Docteur en médecine de la Faculté de Paris,

PARIS
A. PARENT, IMPRIMEUR DE LA FACULTÉ DE MÉDECINE
31, RUE MONSIEUR-LE-PRINCE, 31

1880

ESSAI

sur la

FIÈVRE TYPHOÏDE

et

SON TRAITEMENT

par

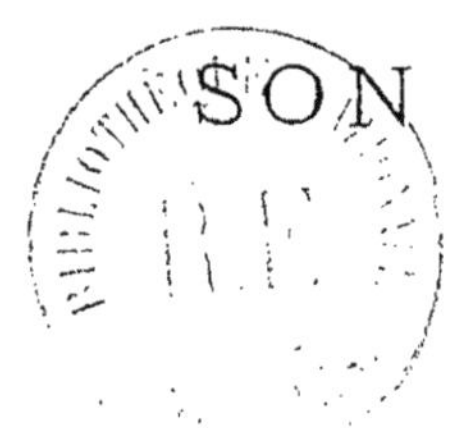

ANDRÉ JEAN TATALIAS

Docteur en médecine de la Faculté de Paris.

PARIS
A. PARENT, IMPRIMEUR DE LA FACULTÉ DE MÉDECINE
31, RUE MONSIEUR-LE-PRINCE, 31

1880

ESSAI

SUR LA

FIÈVRE TYPHOÏDE

ET

SON TRAITEMENT

———

AVANT-PROPOS.

Choisir pour thèse un sujet des plus travaillés sans y apporter des faits nouveaux, cela peut paraître téméraire.

Mais les sujets les plus répandus ne sont pas les mieux connus, et les recherches sur ce point ne nuisent jamais, malgré leur stérilité.

Voilà une pensée qui, tout en me faisant hésiter, n'a pu m'arrêter.

Si mon entreprise est dépourvue d'aperçus nouveaux, elle présente au moins un intérêt au point de vue du traitement.

Les différentes questions scientifiques qui se rattachent aux différentes branches de la science, loin d'être élucidées par l'état actuel de la science, m'ont déterminé à suivre un plan, de manière à exposer brièvement et sans répétition, les connaissances scientifiques sur lesquelles je me suis arrêté.

C'est ici [le moment favorable d'exprimer ma vive reconnaissance à mon illustre maître M. le professeur G. Sée, dont les leçons m'ont particulièrement servi à la rédaction de cet aperçu.

DE LA FIÈVRE TYPHOÏDE.

On a beaucoup discuté sur l'origine et l'apparition dans la science de la fièvre typhoïde : il paraît certain, d'après Griesinger, que Morgagni l'a décrite, mais d'autres relatent des passages d'Hippocrate et ils pensent que le créateur de la science l'a désignée sous le nom de phrénitis (φρενῖτις, c'est-à-dire φρην ἄρυ, facultés intellectuelles) et par analogie la phrénitis doit désigner l'inflammation des facultés intellectuelles ; on peut encore déduire le mot phrénitis de φρενες, diaphragme, il signifiait alors l'inflammation de ce dernier organe ;

dans tous les cas cette maladie n'a été connue que dans notre siècle.

Cette maladie a reçu plusieurs dénominations dont la plus heureuse paraît être celle de dothiénentérie, créée par Bretoneau, mais celle de fièvre typhoïde est la plus universellement connue, en même temps la plus ancienne.

La fièvre typhoïde est le résultat d'un poison inconnu dans sa nature.

Hallier a constaté que le sang typhoïde contient deux micrococcus : l'un à grosses cellules, appartenant au rhysapus nigricans est très peu abondant ; l'autre à petites cellules du genre penicillium crustaceum est en grande quantité.

SOURCES DE LA CHALEUR PHYSIOLOGIQUE.

Les sources de la chaleur produite par les êtres vivants sont les mêmes que celles en dehors d'eux. L'être animé consomme du combustible et produit de la chaleur et du travail.

Les oxydations dont l'économie animale est le siège ne peuvent s'opérer sans calorification ; cette calorification est la plus importante. Toute contraction musculaire est accompagnée d'un développement de chaleur. Les fonctions des glandes, des capillaires produisent de la chaleur.

Par quel mécanisme l'acte inflammatoire produit la fièvre ?

Trois hypothèses ont été faites :

1° On a pensé que le foyer inflammatoire pouvait être le siège d'une production de chaleur assez grande pour faire sentir son influence sur l'économie entière, le calorique fourni serait abandonné au sang qui trouve l'organe enflammé, et par cet intermédiaire transporté dans l'organisme ;

2° Dans la seconde hypothèse, une action réflexe du système nerveux serait la cause de la fièvre dite inflammatoire : l'irritation exercée par le processus inflammatoire sur les nerfs du tissu enflammé se transmettrait aux centres nerveux des vaso-moteurs ; l'excitation de ces nerfs communiquerait une activité exagérée à tout l'ensemble des échanges organiques et produirait par cela même plus de chaleur :

3° Enfin, on a admis que la pénétration dans le sang de certains matériaux produits de la partie enflammée est susceptible de donner lieu à la fièvre, et l'on a donné à ces produits le nom des matières pyrogènes. Les matériaux puisés dans le foyer inflammatoire sont brûlés à mesure qu'ils pénètrent dans la circulation sanguine.

INANITION.

La sensation qui, primitivement, ne laisse pas que d'avoir quelque chose d'agréable quand elle était encore un diminutif de la faim qu'on nomme appétit, se mo-

difie, s'exagère, se généralise; un état de souffrance
survient, une céphalalgie intense se manifeste, et suivant les circonstances coïncidantes, tantôt un abatte-
ment général, une prostration absolue apparaît; tantôt,
au contraire, le délire, un délire furieux s'empare de
l'homme affamé, absorbe toutes ses facultés morales,
ntellectuelles, affectives pour ne laisser subsister
qu'un seul sentiment, celui de la faim; qu'une seule
volonté, celle de satisfaire à ce besoin impérieux.

Pour l'homme affamé, en vain les lois sociales menacent et répriment, la faim parle plus haut que les
lois, que la raison, que les sentiments; devant ses or-
dres, tout se tait. L'histoire des différents sièges, des
naufrages dans leur horrible vérité, n'a plus rien laissé
à inventer à l'imagination du poète, puisqu'elle nous
montre des mères arrachant la vie à leurs propres enfants pour se nourrir des chairs de leurs cadavres. Où
meurt le sentiment de la maternité, quel sentiment
peut vivre encore?

Les accidents des douleurs gastriques, d'irritation,
de délire ne sont en quelque sorte que le début des symptômes de la faim. Après cette période d'excitation, la
dépression survient (Longer).

Mersman appelle le premier degré de la maladie
fièvre de famine, elle est caractérisée par tous les signes
qui sont propres à l'appauvrissement du sang. Les mouvements du corps sont lents, la marche chancelante, la
main tremble, la voix chevrotte, les réponses sont pé-
nibles, l'intelligence profondément altérée est à peu
près abolie. L'haleine est d'une grande fétidité, la lan-

gue amincie, pointue, oblongue, tremblotante, presque toujours rouge ; la pointe souvent aphtheuse est partout couverte d'un enduit jaunâtre et épais. L'épigastre est creux et la peau est dans cette région collée pour ainsi dire à la colonne vertébrale ; il arrive cependant que l'épigastre est distendu par le météorisme ; le pouls, d'une petitesse étonnante, fuit sous le doigt, tantôt fréquent, tantôt lent ; la peau est semblable à du parchemin. La mortalité est soumise à l'influence du prix du blé (Michel Lévy).

Le résultat le plus constant de la privation des aliments, c'est la diminution graduelle du poids du corps.

Les animaux inanitiés périssent lorsque leur perte s'élève aux 0,4 de leur poids initial.

L'obésité modifie jusqu'à un certain point la valeur de la perte intégrale proportionnelle ; ainsi chez les animaux très gras la perte proportionnelle s'élève, et dans les cas d'alimentation insuffisante la mort survient, comme dans les cas d'inanition, lorsque la perte intégrale est proportionnelle à 0,4.

La vie ne paraît pas se prolonger par l'usage de l'eau ; l'eau au delà de la soif abrège la vie. L'oscillation diurne initiale est d'autant plus étendue que l'inanition a déjà fait plus de progrès, de telle façon que l'oscillation de la fin de l'expérience est à peu près double de celle de début. Les animaux qu'on inanitie présentent deux périodes caractéristiques : l'agitation, la dépression.

L'agitation continue pendant que la chaleur du corps

reste élevée; celle-ci fait place à un état de stupeur accompagné d'un affaiblissement graduellement croissant.

La station devient vacillante, la tête brûlante, les orteils froids et livides se mettent en boule ; bientôt l'animal tombe sur le côté et y reste couché sans pouvoir se relever ; enfin il s'affaiblit de plus en plus, la respiration se ralentit, la sensibilité diminue graduellement, la pupille se dilate, et la vie s'éteint tantôt d'une manière calme et tranquille, tantôt après quelques spasmes, de légères convulsions et la rigidité opisthotonique du corps (Chossat).

Guislain, médecin de l'hospice des aliénés de Gand, a fait voir que dans beaucoup de cas il avait constaté l'existence de la gangrène des poumons chez les fous qui s'étaient laissés mourir de faim.

En comparant les effets de la soif avec ceux de la faim, il semble que la soif tue comme une maladie inflammatoire, la faim comme une fièvre putride.

L'inanition est une cause de mort qui marche de front et en silence avec toute maladie dans laquelle l'alimentation n'est pas à l'état normal. Les carnivores résistent plus longtemps à la faim que les herbivores. La faim est une fonction tout animale dans laquelle l'esprit ne joue aucun rôle. Les manifestations générales de la soif sont beaucoup plus violentes encore que celles de la faim. Après la sensation de sécheresse et de strangulation de l'arrière-gorge, après la siccité, l'épaississement de la langue, l'empâtement de la bouche, on voit survenir un état d'éréthisme général. La peau

devient sèche et br ûlante, l'œil s'injecte, le pouls fré
quent démontre le développement d'une fièvre intense,
la respiration s'accélère, la dyspnée et la constipation
opiniâtre complètent la scène ; en dernière analyse, la
chaleur observée dans la fièvre inflammatoire est le résultat d s combustions intimes exagérées. Ces combustions sont démontrées par l'observation des urines et des
produits respiratoires. Nous savons, en effet, que les
urines renferment habituellement un excès d'urée pro-
venant de l'oxydation des matières albuminoïdes, tandis
que, d'autre part les produits hydrocarbonés fournissent un excès d'eau et d'acide carbonique qui s'échappe
par les poumons.

DÉPERDITION DE LA CHALEUR.

L'ingestion des aliments froids, l'aire de la respiration, le milieu ambiant, les pertes animales nous font
perdre 142 calories dans 24 heures.

Le cœur dépense une force qui serait susceptible
d'après Helmholtz, d'évaluer en une heure son propre
poids à 20,250 pieds. Cette force il l'emprunte à la chaleur du sang.

INFLUENCE DES MILIEUX SUR LA TEMPÉRATURE DU CORPS.

Les mammifères et les oiseaux, pour conserver un
degré à peu près fixe de la chaleur, modifient leur activité respiratoire dans un rapport inverse avec la température des milieux.

Un homme à la température de 20°,8 ne consommait que 21 gr. 782 d'oxygène par heure, tandis que la même personne sous la température de 0°,5 en consommait 44 gr. 229 dans le même temps, fournissant ainsi par kilogramme et par heure, dans le premier cas, 2,157, dans le second, 3,000 calories. Si le froid intense agit pendant longtemps, la lutte devient impossible, et les animaux périssent.

L'alimentation insuffisante et l'inanition diminuent l'intensité des phénomènes respiratoires ; Regnault a démontré qu'un animal à l'inanition, s'il brûle moins de carbone, brûle plus d'hydrogène, et la différence de la chaleur de combustion de ces deux corps (8,080 à 34,462), suffit à maintenir l'équilibre.

Le système nervo-musculaire est le régulateur de la température animale.

Le produit de la combustion animale est l'urée, les matières extractives de l'urine, l'eau, l'acide carbonique. Bouchardat a démontré que l'urée n'est pas le résultat d'un processus d'oxydation, mais du dédoublement des principes immédiats ; il réunit des faits où l'urée se produit abondamment sans qu'on puisse invoquer l'oxydation ; mais cela ne prouve pas que l'urée ne puisse être souvent le résultat de l'oxydation. La diminution de la chaleur du sang fait diminuer toutes les fonctions.

CONSIDÉRATIONS GÉNÉRALES SUR LA PROPAGATION ÈT LA
NATURE DE LA FIÈVRE TYPHOÏDE.

Parmi les affections aiguëes, c'est une maladie très
répandue dans le Nord, à laquelle les étrangers et les
nouveaux venus dans les grandes villes présentent une
prédisposition particulière.

Les travaux de Louis et Chomel ont mis hors de con-
testation ce point intéressant; mais il parait curieux
que dans les pays chauds cette maladie, d'abord moins
répandue, atteint plutôt les indigènes que les nouveaux
arrivés ; on la rencontre dans les conditions climaté-
riques les plus opposées.

La fièvre typhoïde est épidémique, mais dans les
grandes villes elle reste endémique. La contagion se
développe tout aussi bien dans les cas épidémiques que
dans les cas sporadiques.

Il n'y a rien de certain sur le développement et la
nature du poison typhique ; mais indiquons sommaire-
ment les opinions les plus accréditées sur ce point
capital.

D'après Giel, les déjections intestinales et les parties
mortifiées de la peau contiennent le miasme spécifique.
En raison des fièvres typhoïdes fréquentes parmi les
blanchisseuses dans les hôpitaux, on peut conclure que
la contagion est transportée par l'intermédiaire des
effets et du linge. Si les conclusions de Griesinger sont
des faits bien observés, ce qu'il avance est incontes-

table, mais Niemayer doute de la transmission du ty-
phus abdominal par les sécrétions de la peau et les
exhalations de l'air respiré par le malade.

Dans la statistique de Louis et Chomel pour 1853,
sur 439 cas observés à l'Hôtel-Dieu, 10 cas seulement
se sont déclarés à l'intérieur. Ces observateurs pensent à renverser les idées admises sur la contagion, ce
qui fait dire à Croq que la contagion de la fièvre typhoïde est niée par les médecins français, mais il de-
vait au moins remarquer que Louis observait dans
Paris, où il est impossible de démontrer la contagion
de la fièvre typhoïde, et que les arguments que Trousseau a cherchés à la campagne pour prouver cette contagion sont irréprochables.

Enfin, tous les observateurs compétents qui ont fait
de la fièvre typhoïde, en particulier, une étude atten-
tive reconnaissent pour cause de l'infection typhique
un ferment que van den Corput croit être dans l'air,
dans les eaux ou dans le sol.

Il est malheureusement vrai que les grandes villes
ont le privilège de nourrir la maladie dans leur sein.

Tous les âges ne présentent pas la même prédisposition à contracter la maladie; l'adolescence et la jeu-
nesse fournissent le plus grand contingent. La première enfance paraît être exempte aussi bien que la
vieillesse; il y a cependant des faits positifs qui témoignent que son développement n'est pas impossible
dans tous les âges; mais la maladie est rare dans la
première enfance.

Si le développement de la fièvre typhoïde dans le

cours d'une affection aiguë, grave ou chronique, n'est pas impossible, son apparition au milieu de la rougeole, de la scarlatine, de la variole, de la dysentérie, du choléra, du rhumatisme doit être regardée comme curiosité scientifique.

Les organismes débilités sont plus exposés et subissent moins l'influence de la fièvre typhoïde, aussi fait-elle ressentir plus aveuglément ses fâcheuses conséquences quand elle se présente sporadiquement qu'épidémiquement.

Les phénomènes pathologiques, pendant les épidémies, peuvent varier d'une manière remarquable, tantôt ce sont les accidents cérébraux, tantôt c'est l'abdomen qui fait tous les frais de la maladie.

Chez les enfants la marche de la fièvre typhoïde est en général rapide et bénigne; chez les personnes avancées en âge les rechutes sont fréquentes; chez les anémiques le type habituel est bénin.

ANATOMIE PATHOLOGIQUE.

L'intoxication par le poison typhique se manifeste anatomiquement dans le système lymphatique, glandulaire, muscolo-nerveux, tégumentaire et circulatoire.

LÉSIONS DU SYSTÈME LYMPHATIQUE.

Tout le système lymphatique, à partir de l'estomac

jusqu'à l'extrémité du tube digestif, peut être le siège
de l'inflammation particulière du processus typhique,
mais ce sont les plaques de Peyer qui ont la mission
particulière d'exprimer la lésion caractéristique de la
fièvre typhoïde.

L'infiltration des plaques de Peyer et des follicules
isolés est due à la production nouvelle et très abon-
dante des cellules et des noyaux. La néoplasie de dépôt
typhique peut être attribuée soit aux cellules lymphatiques, soit aux corpuscules conjonctifs ; cette production remplit les cavités des follicules des plaques de
Peyer et doit être considérée comme l'hypertrophie des
cellules lymphatiques qui remplissent le follicule à
l'état normal.

Le tissu autour du follicule et de la muqueuse est le
siège d'une production cellulaire d'une manière diffuse. Les dépôts qui forment ces produits engorgent
les vaisseaux chylifères qui, des villosités intestinales,
parcourent les plaques de Peyer. Ces masses cellu-
laires dégénèrent très vite et se résorbent le plus fré-
quemment ; mais dans d'autres cas ils se nécrobiosent
en foyers considérables et s'éliminent ; alors les ulcérations prennent naissance.

L'époque à laquelle les ulcérations se manifestent
n'est pas bien déterminée. Trousseau indique le cinquième jour ; Louis et Chomel, le septième ou le hui-
tième ; il est probable que la présence de l'ulcération
varie suivant le travail inflammatoire.

Les altérations analogues qu'on rencontre dans les
glandes mésentériques ne viennent pas directement

André.   2 des lésions intestinales, mais elles sont attaquées, comme les glandes de l'intestin, par l'action générale de l'intoxication typhique.

Les altérations subies par l'organisme jusqu'à ce moment sont le fait de l'empoisonnement lui-même. De même toutes celles qu'il présente ultérieurement sont étrangères à l'action propre du poison ; elles sont la conséquence des désordres primitifs et constituent la période de réparation, d'où il suit qu'il y a deux périodes : celle du processus typhique et celle de la réparation.

Les glandes bronchiques rétro-péritonéales sont le siège d'une altération identique à celle de l'intestin grêle.

Le foie et les reins renferment de petits foyers formés des cellules et des noyaux. La rate est augmentée de volume ; son parenchyme est ramolli ; dans quelques cas la membrane d'enveloppe se rompt et il a épanchement du sang dans le péritoine.

LÉSIONS DU SYSTÈME MUSCULAIRE.

Les muscles de la vie de relation subissent souvent au début une altération de nature inflammatoire ; les noyaux des fibres primitives gonflent, se granulisent et se multiplient ; on en compte de deux jusqu'à douze. Plusieurs d'entre eux sont en voie de segmentation et offrent des traces de division récente. En même temps la masse protoplastique commune s'allonge. Une seconde néoplasie de la même nature se développe au sein des éléments du périmysium ; cette prolifération loge le long des capillaires plus particulièrement.

Dauve a constaté la myosite dans trois cas de fièvre typhoïde chez des jeunes soldats qui avaient fait des marches forcées ou qui avaient été soumis à des fatigues exceptionnelles. Une complication moins rare, signalée par Rokitansky, et que Virchow, qui l'a étudiée histologiquement, rapporte aussi à une myosite, c'est la rupture des muscles et notamment du muscle droit de l'abdomen.

Ball a constaté un exemple dû à la dégénérescence graisseuse du muscle droit ; ces altérations affectent plus particulièrement les abducteurs.

LÉSIONS DU SYSTÈME CIRCULATOIRE.

Le cœur est le siège d'une altération analogue au système musculaire que nous venons de décrire ; de plus, une endocardite diffuse complique les altérations musculaires dans les cas de mort subite. Toujours est-il que le même observateur consigne dans les Archives de physiologie (1869) les observations de trois cas de mort subite et dans lesquels il constate la tuméfaction de la membrane interne des artérioles, parfois à des degrés tels qu'elle suffit à elle seule pour obstruer le calibre du vaisseau. Dans d'autres endroits, la coagulation est la cause de l'absence de la lumière vasculaire.

La fibrine et les globules rouges sont diminués, les globules blancs sont augmentés au début ; l'albumine et les matériaux solides du sérum tombent au-dessous de la normale; la proportion d'oxygène s'abaisse, tandis que l'acide carbonique est accru.

APPAREIL RESPIRATOIRE.

Souvent le larynx est atteint d'inflammation ulcéreuse, la muqueuse des bronches est tapissée d'une sécrétion visqueuse ; par suite elle devient imperméable à l'air sur plusieurs points et les parties correspondantes du poumon sont en collapsus avec atélectasie. Dans quelques cas on trouve de véritables pneumonies lobaires. Les ganglions bronchiques parfois présentent la même infiltration que ceux du mésentère.

LÉSIONS DU SYSTÈME VEINEUX.

Ici l'observation anatomo-pathologique nous fait défaut, mais le malade vivant nous fournit des preuves qui témoignent les troubles de ce système.

Il est, en effet, incontestable que les nerfs de la vie animale, comme ceux de la vie organique, ne fonctionnent pas comme à l'état normal. Le trouble des vasomoteurs produit le dicrotisme du pouls, bien qu'il manque dans un assez grand nombre de cas pendant tout le cours de la maladie ; mais il n'en est pas moins vrai que les degrés élevés du dicrotisme appartiennent aussi aux cas graves.

La malignité ou forme ataxique interne de Trousseau est due aux troubles du grand sympathique. L'abaissement de la force du cœur, soit qu'il s'effectue lentement ou subitement, témoigne la dégénérescence de la fibre musculaire.

Je ne discuterai pas les opinions qui voient dans tout état fébrile la paralysie du grand sympathique. Le pouls marche parallèlement à la température, les artères donnent une sensation de plénitude et de mollesse. Lorsqu'une période fait place à une autre, le pouls diminue d'une manière notable.

Dans ces faits, je ne sais pas indiquer la part exacte qui appartient à la chaleur fébrile et celle du grand sympathique. Comme toutes les sensations chez les typhiques sont émoussées il est permis d'admettre, à l'exemple de plusieurs auteurs, une altération trophique de la périphérie du système de la vie animale.

Ce trouble de nutrition s'étend-il aux nerfs de la sensibilité spéciale ? Tout nous autorise à le croire, mais les altérations des muqueuses, où ces nerfs vont se terminer, compliquent la question, c'est-à-dire qu'il faut distinguer si le trouble de nutrition est consécutif au poison typhique ou aux altérations des téguments. Dans quelques cas les enveloppes et les cellules superficielles du cerveau et de la moelle sont le siège d'une hyperémie intense. Meynert a constaté des altérations dans les cellules de la couche corticale du cerveau.

LÉSIONS DU SYSTÈME TÉGUMENTAIRE.

La peau est le siège de véritables hémorrhagies ; elles consistent en des taches rondes, couleur rosée, qui disparaissent sous la pression du doigt ; le nombre de ces taches lenticulaires est très variable. Les sudamina sont des vésicules miliaires, leur contenu est transparent, composé d'une masse cristalline ; elles ne sont pas rares dans la fièvre typhoïde. Les pétéchies sont d'un pronostic défavorable lorsqu'elles coïncident avec d'autres hémorrhagies. Un état catarrhal dont l'intensité et la localisation sont variables se manifeste presque toujours ; celui du tube digestif paraît être constant. L'enduit de la langue, formé d'épithélium qui se gonfle, leur protoplasma devient granuleux, leurs noyaux se multiplient, les cellules se détachent de la muqueuse, se mêlent au mucus, c'est une sécrétion catarrhale compacte, à cause de l'évaporation par la température.

L'estomac est l'organe le moins altéré, c'est pourquoi les dyspepsies et les troubles stomacaux sont rares. Mais l'hypersécrétion du mucus, qui est alcalin, détruit les effets du suc gastrique.

Le vomissement est un phénomène nerveux comme dans les autres fièvres. Le catarrhe intestinal ne peut pas être jugé exactement, attendu que les diarrhées artificielles s'y opposent. Les voies respiratoires très souvent y participent ; l'absence de toux indique le collapsus pulmonaire, le catarrhe laryngé abolit la voix et va parfois détruire les cartilages. Les voies urinaires ne sont pas épargnées, et l'albuminurie est transitoire comme dans les autres fièvres, mais l'albuminurie de la troisième et quatrième semaine est toujours l'expression des lésions chroniques. L'hypersécrétion du mucus vésical fait naître l'alcalinité de l'urine, dont les suites fâcheuses donnent naissance à la forme putride.

Les exsudations diphthéritiques du tube digestif, du système respiratoire et urinaire, des organes sexuels chez la femme sont dues au même processus morbide et non à une altération spéciale du sang.

DE L'ÉTAT DES URINES DANS LES INFLAMMATIONS.

De tous les principes contenus dans l'urine, le plus important est l'urée. Aussi s'est-on principalement occupé de cette substance dans les recherches qui ont été faites au sujet de la composition des urines dans l'inflammation.

Il convient d'abord de faire remarquer que la diète fait éprouver à l'urée une diminution considérable dont il faut tenir compte, car une diminution absolue de la quantité d'urée perdue par un malade soumis à la diète peut représenter une augmentation relative.

(A. Robin.) La quantité de l'urine est en sens inverse

de la densité, il n'existe aucun rapport entre la température et la quantité de l'urée.

D'une manière générale, on peut dire que dans la
dothiénentérie la quantité de l'urée est d'autant moins
élevée que les symptômes typhoïdes sont plus accusés,
et qu'elle est d'autant plus élevée que la fièvre affecte
une marche plus franchement inflammatoire.

L'albuminurie est en raison directe de la gravité de
la maladie.

SYMPTOMATOLOGIE.

Dans l'exposé sommaire des symptômes que nous
nous proposons de tracer nous suivrons l'ordre de
l'anatomie pathologique. Nous croyons que cette manière est exempte de répétitions.

SYSTÈME LYMPHATIQUE.

L'état du système lymphatique n'est en rapport ni
avec la température excessive, ni avec les symptômes
abdominaux, pas même avec la gravité de la maladie ;
elle est seulement l'expression de la localisation du
poison typhique, mais nous reconnaissons que l'hémorrhagie intestinale, aussi bien que la perforation, ont
pour point de départ l'ulcération de l'intestin.

Un des éléments principaux de la gravité de la maladie, c'est l'intensité de la destruction des tissus. Les ganglions mésentériques infiltrés ne causent pas de graves accidents.

SYSTÈME MUSCULAIRE.

La prostration des forces est due :

1° Aux lésions et aux hémorrhagies dont le système musculaire est le siège ;

2° Aux altérations spéciales des nerfs moteurs que nous admettons par analogie sans pouvoir le prouver ;

3° A la température fébrile.

Cette adynamie musculaire est partagée entre les muscles de la vie animale et ceux de la vie organique ; de même que nous ne connaissons pas la participation exacte des nerfs moteurs de la vie de relation, de même nous sommes forcé d'admettre la participation du grand sympathique dans les phénomènes morbides des muscles de la vie organique.

Le météorisme consécutif à la faiblesse ou à la prostration des muscles intestinaux et abdominaux est un phénomène d'une gravité proportionnelle à son intensité, il a pour siège la cavité abdominale.

SYSTÈME TÉGUMENTAIRE.

L'élément catarrhal n'est pas le propre de la fièvre

typhoïde comme dans la grippe, par exemple ; il n'est pas en rapport avec l'étendue et l'intensité des lésions. L'état saburral de la langue, le catarrhe intestinal, bronchique, vésical, sont autant de manifestations du même processus morbide, et très probablement de la chaleur fébrile.

Cette manière de voir ressort de la lecture des auteurs. Trousseau semble l'admettre lorsqu'il dit que la forme bilieuse est un état plus prononcé que la forme muqueuse.

Généralement, cette dernière se combine avec la forme inflammatoire, elle est assez fréquente et se conserve rarement d'un bout à l'autre de la maladie, laquelle cède sa place habituellement à l'état ataxique.

La diarrhée provient dans beaucoup de cas du gros intestin; l'urine typhique, qui a fait le sujet d'études très particulières de M. A. Robin, est caractérisée par l'abondance des matières extractives et de ses principes, tels que la leucine et la tyrosine, qui se forment dans tout état grave et paraissent résulter d'un trouble de nutrition des parenchymes.

En ce qui concerne les manifestations de la peau, nous nous sommes expliqué suffisamment à l'anatomie pathologique du système tégumentaire.

La surdité, l'abolition de la voix tiennent à l'état catarrhal de ces organes.

SYSTÈME CIRCULATOIRE.

Marey admet que les pulsations sont dues aux relâchements des tuniques artérielles et à l'augmentation consécutive du diamètre de ces vaisseaux.

Küp fait intervenir la perte de l'élasticité des parois vasculaires sous l'influence de l'inflammation.

On voit dans ces théories la faiblesse des vaisseaux, et non une exagération de cœur.

Le sang présente au maximum les altérations qui suivent la désassimilation excessive, entre autres l'inopexie ; c'est pourquoi il n'est pas rare d'observer des thromboses dans les veines périphériques, notamment dans les crurales et les sinus cérébraux, et ces thromboses peuvent devenir à leur tour le point de départ d'un redoutable accident, savoir d'une embolie pulmonaire.

Les hémorrhagies multiples sont des symptômes d'une gravité proportionnelle à l'époque de leur apparition, au siège et à l'état général du malade.

Les hémorrhagies du début sont insignifiantes, les tardives sont plus redoutables et moins accessibles aux moyens thérapeutiques.

L'hémorrhagie intestinale a été regardée tour à tour comme compromettant la vie du malade, et comme salutaire par les plus grands cliniciens.

Tout en considérant les faits qui existent dans la science d'une exactitude parfaite, nous pensons qu'il faut toujours arrêter l'hémorrhagie par tous les moyens que celle-ci possède.

Les hémorrhagies viscérales présentent une gravité plus considérable.

C'est pendant la convalescence qu'on rencontre les

thrombus et les embolies ; ils causent la mort subite
très souvent.

SYSTÈME NERVEUX.

L'invasion est à ce point insidieuse que le patient
peut se trouver sous le coup d'un danger sérieux avant
même que l'inquiétude ait été éveillée; c'est bien là pour
cette fois la maladie qui mord sans aboyer. En fait, les
déterminations locales sont réduites au minimum et la
maladie caractérisée par la consomption fébrile et par
les phénomènes nerveux. (Jaccoud).

La forme ataxique interne et externe est due aux
troubles de nutrition des systèmes nerveux ; les phénomènes cérébraux, tels que : vertiges, titubation, bour-
donnement d'oreille, céphalalgie, demi-coma, puis délire,
sont les résultats d'une anémie cérébrale : c'est une
hyperémie veineuse consécutive à la faiblesse cardiaque
et artérielle.

MARCHE DE LA TEMPÉRATURE DE LA FIÈVRE TYPHOIDE.

Le thermomètre est l'interprète fidèle du diagnostic
et du pronostic. L'examen d'une courbe exacte et complète montre au médecin expérimenté l'existence d'une
fièvre typhoïde (Jaccoud).

C'est Wunderlich qui a fait de la thermométrie dans la fièvre typhoïde une étude spéciale. La température suit trois formes caractéristiques dans le cours de la maladie, appelées par Thomas ascendantes, stationnaires et descendantes ; Jaccoud a ajouté le nom qualificatif à oscillations devant les trois adjectifs.

Le stade à oscillations ascendantes n'est exact que dans les cas essentiellement favorables. Les irrégularités thermiques qui se présentent dans la troisième période, et qui indiquent l'incertitude de l'issue de la maladie, ont fait à Wunderlich qualifier ce stade d'amphibole.

C'est la marche de la température de cette période qui a fait de la dothiénentérie deux maladies distinctes, (Hirtz).

Pour bien comprendre cette pyrexie, il faut la diviser en deux périodes : la première s'étend depuis le début de la maladie jusqu'à la formation complète des ulcérations intestinales ; c'est la fièvre primitive, la seule typhique ; elle dure de dix-sept à vingt-et-un jours ; la seconde, qui date de l'ulcération des plaques muqueuses, présente des allures irrégulières, et les complications de l'absorption pyémiques et septisémiques.

On admet deux formes à la fièvre typhoïde, la forme régulière et la forme irrégulière. La première comprend deux types, le type bénin et le type grave. Tous ces deux types offrent les mêmes oscillations dans la première et la seconde période ; la seule différence consiste dans les degrés de température.

Les tableaux qui suivent feront bien comprendre la marche dans le premier stade de la maladie.

TYPE BÉNIN.

1° jour, matin.   36°.   Soir : 37°.
2°   —   —   36,5.   —   38°.
3°   —   —   37,5.   —   39°.
4°   —   —   38,4.   —   39,5.

TYPE GRAVE.

1er jour, matin.   38°.   Soir.   38°.
2e   —   —   37,5.   —   39°.
3e   —   —   38,5.   —   40°.
4e   —   —   39,5.   —   41°.

La période à oscillations stationnaires se caractérise par le défaut d'ascension d'un jour à l'autre et la faiblesse de l'émission du matin. C'est cette période qui nous donne la clef du diagnostic et même en partie du pronostic. Ces deux périodes ensemble ont une durée de dix jours ; la première atteint son maximum au bout de quatre et très rarement de cinq jours.

Dans les cas favorables, le soir du onzième jour ou le matin du douzième, il y a une élévation considérable suivie de rémission, c'est un jour judiciaire, et le treizième jour presque apyrexie qui continue les jours suivants. C'est le quatorzième jour que l'exacerbation du soir diminue ; le dix-septième, le thermomètre descend à 37°. Enfin, jusqu'au vingt et unième jour, il y a des nouvelles exacerbations. En présence d'une telle marche, la guérison est certaine

Dans les cas prolongés ou mortels, à partir du neuvième jour, la température ne descend plus au-dessous de 39,5, parfois elle se maintient de 40,5 à 41°.

En résumé, on constate :

1° Absence de la détente du douzième jour ;

2° Augmentation de la température le quinzième jour ;

3° Exacerbations vespérales qui se prolongent et empiètent sur les rémissions matinales. Dans ce cas le pronostic est réservé.

FORME IRRÉGULIÈRE.

Cette forme se caractérise par des phénomènes graves, qui peuvent se localiser soit sur le cerveau, soit sur les poumons, soit sur l'intestin. Les allures thermiques sont les plus irrégulières, des abaissements et des exacerbations rapides peuvent se succéder.

« Sur un malade de 20 ans, très gravement atteint, je vis, dit Griesinger, la température baisser subitement au septième jour et dans l'espace de douze heures de 40,1 à 36,8 ; cet abaissement s'accompagnait de tous les autres signes d'un collapsus intense ; le jour suivant il avait une nouvelle élévation de température et éruption consécutive de roséole. » Dans d'autres cas extraordinairement rares, on observe à cette époque l'abaissement propre à l'agonie.

Tout abaissement rapide considérable de la température du corps, à des époques anormales et sans diminutions notables du pouls, alors que les autres sym—

ptômes restent stationnaires ou même augmentent, doit nous faire soupçonner hautement l'issue difficile de la maladie, et le plus souvent porter un pronostic fatal. La température baisse souvent à la suite des hémorrhagies intestinales, épistaxis abondantes, diarrhées intenses à l'époque du changement des périodes. Lors des approches de l'agonie, la température dans beaucoup de cas s'élève d'une manière continue à 41°, 42,5.

Quant au pronostic, voici ce qu'on peut dire en général : le chiffre 42,5 est toujours mortel, celui de 42° est presque toujours le maximum ; 41° est sérieux, le 40° est ordinaire, le 39,5 est favorable. Hirtz a constaté une fois dans un cas de fièvre intermittente tierce simple, le chiffre unique dans la science de 44 degrés.

DIAGNOSTIC

DE LA FIÈVRE TYPHOIDE.

La fièvre typhoïde est bien difficile à diagnostiquer à certaines époques et à certains âges. Le thermomètre bien employé suffit à lui seul pour fixer infailliblement le diagnostic et le pronostic. Mais il importe bien de faire connaître les pyrexies, qui dès le début présentent les mêmes oscillations que la fièvre typhoïde.

C'est dans la première période de la dathiénentérie qu'une erreur peut être commise lorsqu'on se rapporte exclusivement au thermomètre.

Voici les maladies qui, au début, présentent le même jeu thermométrique que la fièvre typhoïde, ce sont : la rougeole, la grippe et la fièvre synoque.

La progression continue de la température vespérale avec la rémission matinale est commune à la fièvre typhoïde et à la rougeole, aussi, les deux premiers jours, l'erreur est possible, mais le doute se dissipe le troisième jour, dès que le thermomètre dépasse 39°, car la rougeole ne va que rarement au delà de ce maximum.

La synoque ne présente pas de rémissions comme la fièvre typhoïde, mais si on arrive près du malade le cinquième jour de la maladie, et si on constate le chiffre de 39° avec la prostration des forces, on ne peut rien annoncer de positif, il faut absolument une seconde application du thermomètre soit le matin, soit le soir.

La grippe, au début, présente des symptômes analogues à la fièvre typhoïde : le tracé thermométrique, la prostration, le ballonnement du ventre et les gargouillements quelquefois embarassent le médecin, s'il ne fait pas attention à l'élément catarrhal qui constitue le phénomène capital de la grippe ; elle ne présente presque jamais des accidents cérébraux.

Lorsque la fièvre typhoïde arrive à la période d'état, il n'y a pas une maladie qui puisse lui être comparée au point de vue thermométrique.

C'est avec la méningite que la fièvre abdominale a été confondue le plus souvent ; aussi le thermomètre bien appliqué ne montre jamais autant toute sa valeur que dans ces cas ; c'est lui qui nous permettra de poser à

André.   3 coup sûr le diagnostic. Dans la méningite la fièvre est très irrégulière et ne peut être définie, elle monte lentement. La prostration, les phénomènes abdominaux font défaut, le pouls est très fréquent, tantôt il bat 140 fois, tantôt 80 fois par minute; la chaleur n'est pas bien répartie dans tout le corps comme dans la fièvre typhoïde ; aussi chez les méningitiques il n'y a pas des rémissions qui caractérisent la marche de la chaleur typhique. La méningite de la base offre le dérangement fonctionnaire des nerfs vagues ; dans la dothiénentérie c'est la chaleur qui est la cause principale des accidents. On a observé le dicrotisme du pouls dans la tuberculose aiguë, dans la pyémie et plus rarement dans les pneumonies graves.

Lorsque le second jour on se trouve en présence d'une température de 40° environ, ou si après le quatrième jour de la maladie le thermomètre ne monte au-dessus de 39°, ou enfin si une température normale se présente une seule fois dans le premier septénaire, on peut à coup sûr exclure la fièvre typhoïde.

Le diagnostic de la fièvre typhoïde peut s'éclaircir aussi par l'urologie. Aux périodes d'augment et d'état de la dothiénentérie l'urine a une coloration jaune brunâtre sale, semblable à celle du bouillon de bœuf, sa réaction est très acide ; quant on l'additionne d'acide nitrique, on voit apparaître : 1° de l'indigo qui donne au fond du verre où se fait la réaction une teinte d'un bleu pur très intense ; 2° une couche d'albumine plus ou moins épaisse mais constante ; 3° un diaphragme d'acide urique visible de suite, mais ne dépassant pas 2-3 mil-

limètres de hauteur ; 4° parfois du givre d'urée. (Albert
Robin, thèse de doctorat.)

DES ACCIDENTS DE LA FIÈVRE TYPHOÏDE.

Dans le cours de cette maladie on rencontre des
accidents plns ou moins graves par eux-mêmes.

APPAREIL DIGESTIF, ANNEXES.

Vomissements, perforations, péritonites consécutives
à la perforation et péritonites spontanées paroti-
dite.

Le vomissement est un phénomène nerveux comme
dans les autres fièvres. Les vomissements tardifs ont
pour cause l'inanition ; c'est dans ces cas, je crois, que
se rapportent les observations de Trousseau, lorsqu'il
dit dans sa clinique que les aliments solides sont mieux
supportés que les liquides. Les perforations se font au
niveau des lésions intestinales. Si les accidents qui suivent la perforation sont lents à se produire, il y a
plus de chance de guérison. L'immobilisation est in-
diquée par tous les auteurs en pareille circonstance.

La gravité que la péritonite présente à elle seule s'ag-
grave encore par l'état général du malade et par l'aug-

mentation des matériaux intestinaux dans la cavité péritonéale. Trois cas de péritonite spontanée que Trousseau mentionne dans sa clinique, dont l'un appartient à Rozier, les deux autres à Jenner, font penser à l'éminent observateur que la guérison obtenue dans les cas de perforation peut être rapportée sur une plus vaste extension de la péritonite spontanée. Peut-on admettre qu'elle est due à l'état pathologique des ganglions mésentériques?

L'apparition des parotides a été jugée de différentes manières ; pour les uns, ce sont toujours des complications sérieuses ; pour les autres, leur développement annonce une heureuse terminaison de la maladie.... Pour moi, je regarde comme un accident très grave les parotides. (Trousseau.)

APPAREIL CIRCULATOIRE.

Voyez plus haut à l'article Symptomatologie de l'appareil circulatoire.

APPAREIL URINAIRE.

L'albuminurie tardive est un symptôme d'une grande importance, c'est la maladie de Bright qui, seule dans ces cas, nous donnera de l'albumine dans les urines. L'alcalinité des urines tient à l'accumulation d'une grande quantité de mucus dans la vessie qui donne lieu à la fermentation et à la décomposition de l'urine.

Rechutes. La convalescence peut être entravée par une rechute; elle survient sans cause; le plus souvent c'est par les écarts du régime, on voit des accidents cérébraux et dermatiques. Si les individus ne sont pas emportés par une complication on ne trouve souvent à l'autopsie aucune lésion capable d'expliquer les symptômes observés pendant la rechute. Observons cependant que, dans quelques cas rares, la rechute offre la série régulière d'accidents qu'on observe quand une fièvre typhoïde débute. Les malades ont de nouvelles épistaxis, des taches lenticulaires, de la céphalalgie, des râles dans la poitrine, de la diarrhée, du météorisme. C'est en quelque sorte une fièvre typhoïde nouvelle. Aussi à l'autopsie on trouve des ulcérations en voie de cicatrisation, des plaques et des ganglions tels qu'ils existent dans les deux premiers septénaires de la maladie (Grisolle).

Récidives (même auteur). Il est aujourd'hui démontré que la fièvre typhoïde semblable en cela à la variole, à la rougeole, à la scarlatine, n'affecte qu'une seule fois le même individu ; elle donne même une immunité plus complète que ces dernières maladies ne le font ; il est en effet beaucoup plus rare de voir récidiver l'affection que les diverses espèces de fièvres éruptives.

Rechutes et récidives (Monneret). La fièvre typhoïde

met comme toutes les grandes pyrexies et comme les maladies générales à l'abri de récidives. Sans doute on ne peut rien établir d'absolu à cet égard, et les exemples de ce genre ne sont pas rares dans la science ; nous avons observé nous-même quelques-uns qui ne laissent aucun doute ; mais ces cas ne sont pas exceptionnels. La maladie crée en général l'immunité beaucoup mieux que les exanthèmes, et surtout que la variole. Quant aux rechutes, on a eu tort de désigner ainsi les guérisons incomplètes dans lesquelles il a suffi d'un écart de régime, de l'ingestion d'aliments mauvais ou trop stimulants, d'une indigestion, pour irriter de nouveau une partie de l'intestin non guéri. Chez d'autres, les voies respiratoires, le système nerveux se prennent à l'occasion d'une cause légère.

Nous lisons dans la *Gazette des hôpitaux* (1870) : Parmi les malades qui étaient encore dans les salles (Hôtel-Dieu) pendant que M. Béhier en entretenait ses élèves, on peut classer entre autres exemples celui d'un malade de la salle Sainte-Jeanne entré le 7 septembre pour une fièvre d'intensité moyenne, et qui a eu successivement deux récidives coup sur coup ; en tout trois atteintes successives dans un intervalle de moins de trois mois, caractérisées chacune par des phénomènes intestinaux habituels, en particulier par une éruption lenticulaire. Le malade n'en a pas moins guéri.

« Une jeune fille de la salle Saint-Antoine (service de M. Boyer, Hôtel-Dieu) qui était convalescente d'une fièvre typhoïde grave, à laquelle on croyait d'un instant à l'autre la voir succomber, a été reprise pendant la convalescence d'une atteinte grave de diarrhée qui a inspiré de nouveau des craintes sérieuses pour sa vie, on est parvenu avec beaucoup de peine à arrêter la diarrhée et cette jeune fille est guérie. »

Nous croyons que c'est à tort qu'on rapporte les cas ci-dessus à des récidives, à bon droit on peut plutôt penser qu'il y a là des rechutes.

TRAITEMENT DE LA FIÈVRE TYPHOIDE.

Comme nous n'avons pas les moyens de juguler la maladie générale, notre rôle actif est réduit à nous mettre à l'abri des symptômes qui par eux-mêmes menacent la vie. En considérant que la fièvre n'est pas seulement un danger mais le danger lui-même, c'est sur ce point que nous devons nous arrêter.

On a opposé à la fièvre les antiphlogistiques directs et indirects. Parmi les premiers les émissions sanguines, la diète, les purgatifs et l'eau froide; dans la seconde série le sulfate de quinine, la digitale, le tartre stibié et l'alcool. Par les médicaments de la première série on s'étaient proposé de fournir moins d'aliment à la matière pyritogène. Or, il est démontré que tant que la vie existe il y a des matériaux dans l'organisme qui font les dépenses de la fièvre, mais au lieu que ces matériaux soit fournis par les aliments, la fièvre va les chercher dans la structure de nos tissus et nous expose à lutter non plus contre la chaleur fébrile, mais contre le trouble profond de l'organisme entier sans que pour cela la fièvre soit amendée (même avant la mort par inanition on remarque l'élévation de la température). Longet dit que les inanitiés meurent par inflammation ; or, cette inflammation constatée par plusieurs physiologistes, Chaussat, Cl. Bernard entre autres, est de nature à nous faire réfléchir si les inflammations inhérentes pour ainsi dire à la fièvre typhoïde ne s'accentuent pas en partie au moins par l'inanition. C'est pourquoi nous effaçons complètement les émissions sanguines qui ont pour but de diminuer directement la chaleur en diminuant le combustible ou à éliminer une partie du poison typhique.

DIÈTE.

« La diète, recommandée par l'instinct, imposée par la logique, sanctionnée par l'expérience, est certainement un des plus grands moyens de la médecine antipyrétique. » (Hirtz.)

La diète, a-t-on dit, supprime l'aliment de la fièvre ; elle hâte la résorption des produits inflammatoires. Le sang se nourrit des tissus de l'organisme au lieu de se nourrir des aliments ; par la diète, le travail de résorption interstitielle s'exagère et lutte contre le travail d'absorption que la cellule inflammatoire opère sur les éléments du sang. Mais dans la fièvre typhoïde nous ne voyons pas une inflammation franche. On peut appliquer la même méthode dans les deux cas. Ne vaut-il pas mieux prévenir la complication au lieu de la combattre ? L'inanition est-elle étrangère a la longue convalescence de la fièvre typhoïde? N'aurait-il pas mieux valu prévenir cette période autant que possible et lui donner une marche plus sûre? Que de malades ayant traversé cette périlleuse phase de la maladie n'ont pu échapper aux dangers de la convalescence! Ne sait-on pas que la pneumonie franche, tout en supportant bien la diète, à cause de son évolution courte, présente dans bien des cas une convalescence plus ou moins longue? En nous mettant à ce point de vue, il nous reste à indiquer les pertes journalières.

L'homme doit trouver dans sa ration 21 gr. d'azote, 230 gr. de carbone par jour pour que le poids de son corps reste stationnaire. Si la nourriture contient l'équivalent du carbone dépensé et si l'azote absorbé satisfait aux besoins normaux, la dépense d'azote se réglera exactement sur la quantité absorbée. C'est pourquoi, ni une nourriture hydrogénée, ni une nourriture animale exclusive ne suffisent à l'entretien de la vie. Dans le premier cas, l'urée et l'acide urique éliminés finissent par s'abaisser, comme dans la diète absolue, à mesure que le corps s'amaigrissant fait moins de déchet. L'élimination du carbone reste quelque temps normale: il est oxydé et éliminé sans être absorbé; bientôt même il n'est plus oxydé à mesure que à défaut d'azote l'activité fonctionnelle déchoit et l'inanition est consommée. Dans le second cas, les tissus épuisent leur carbone, celui-ci alors ne s'annexe plus. L'azote passe dans les urines et l'inanition arrive plus tardivement qu'avec le régime précédent.

Par ce qui précède il est inutile de dire que je me range à l'opinion de Graves, qui a exprimé le désir d'écrire sur sa tombe :

« Le nourrisseur de la fièvre. »

L'éminent professeur de l'Hôtel-Dieu M. G. Sée, pour faire mieux reporter sa pensée sur le traitement de la fièvre typhoïde dans ses leçons cliniques, après avoir passé en revue les malades de ses salles, fait de la physiologie expérimentale sur l'alimentation et la digestion. M. le professeur Jaccoud s'exprime dans le même sens. Epargnez dès le début, dit-il, les forces du malade en prévision de l'agression prolongée qu'il doit subir. Il s'agit maintenant d'indiquer la qualité des aliments que nous devons offrir aux malades atteints de fièvre typhoïde : le bouillon concentré, le jus de viande, le lait de chèvre soit pur, soit coupé dans la majorité des cas avec de l'eau de gruau, un jaune d'œuf dans le bouillon de toute la journée sont des substances qui, à peu d'exceptions près, se digèrent bien à une température voisine de 40° (1).

Il paraît que l'accumulation du mucus dans l'estomac, tout en détruisant le principe actif de la digestion, à cause de son alcalinité, n'est pas abolie d'une manière aveugle et fatale.

---

(1) J'ai vu l'année dernière M. Bernardaki, professeur à la Faculté d'Athènes, qui, dans le cours d'une fièvre continue prenait des aliments solides, tels que côtelette, œuf demi-cuit, régulièrement sans aucun trouble stomacal avec une température de 40°.

Boissons. Les jus des fruits bouillis : pommes, poires, prunes, amandes douces, raisins, limonades au jus de citron, orangeades, jus des grenades sont préférables à toutes les autres boissons par cela même qu'ils désaltèrent et contiennent des substances nutritives. Du reste cette alimentation doit être réglée au lit du malade suivant le degré de la température et la digestibilité stomacale. S'il y a intolérance stomacale, il faut commencer de bonne heure à nourrir le malade par l'extrémité inférieure du tube digestif.

Dans le premier septénaire il n'y a aucun danger pour l'intestin grêle d'administrer ces substances nutritives ; dans le second et le troisième on doit être guidé par l'état où se trouvent les organes digestifs.

Lorsque par exemple il y a une sensibilité marquée dans la fosse iliaque, des gargouillements, du météorisme, l'état général inquiétant, l'alimentation que nous avons formulée doit être surveillée de près ; mais pour cette fois encore il faut recourir à l'alimentation rectale.

Toujours est-il qu'il ne faut pas administrer les substances nutritives par des quantités excessives : une demi-tasse toutes les trois heures de lait ou du bouillon au jaune d'œuf. Par cela même on interroge la force digestive de l'estomac.

La conduite à suivre alors est la volonté stomacale, c'est-à-dire la tolérance.

On objecte à cette manière de voir l'instinct individuel qui a une répugnance quelquefois très accentuée à la vue et même à la pensée des aliments. Eh bien, notre réponse est claire. On a oublié tout à fait qu'on se trouve devant un instinct malade ; ne voyons-nous pas les femmes enceintes avoir une répulsion plus considérable pour les aliments ? et alors tout le monde est d'accord pour remédier à ces caprices stomacaux.

Que de fois les médecins en approchant au lit du malade avec un verre d'eau n'ont vu le patient lutter de toutes ses forces actives et intellectuelles et avaler le liquide d'une manière convulsive ?

Cependant il ne demandait pas à boire. Or si l'on respecte l'instinct du malade on nè court pas le risque de l'exposer aux influences fâcheuses de la soif. C'est pourquoi nous pensons qu'il faut insister près du malade pour faire prendre de temps à autre de ces substances nutritives aussi bien que des boisons dont nous avons parlé. Nous remplaçons donc la diète par le régime alimentaire.

PURGATIFS.

Quel est le rôle des purgatifs dans la fièvre thphoïde ? Il nous semble qu'on a donné une double mission aux évacuants : en débarrassant l'intestin des matières qu'il contient le travail inflammatoire diminue, et les perforations sont moins fréquentes ; de l'autre côté, en attirant du sang une grande partie d'eau à la surface de l'intestin, le sang perd une partie de sa vitesse, et les oxydations sont moins actives.

Nous ne pouvons admettre ni l'une ni l'autre de ces explications.

Nous pensons que les matières contenues dans l'intestin ont une influence sur l'ulcération ; nous allons même plus loin et nous disons que, comme la valvule iléo-cæcale empêche pour un certain temps les matières de passer de l'intestin grêle dans le gros intestin, cette cause physique n'est pas étrangère à la production constante des lésions en cette partie du tube digestif ; mais il est à remarquer que malgré les évacuations abondantes, naturelles ou artificielles, on n'a jamais pu prévenir les accidents de ce côté ; de l'autre part, la diminution des oxydations est une pure hypothèse ; il en est de même des prétendues éliminations du poisson typhique. Alors nous ne ferons pas un grand usage des purgatifs. Provoquer une selle par jour en cas de constipation cela nous paraît suffisant.

Nous ne donnerons pas la préférence aux sels neutres ou purgatifs diffusibles, mais aux mécaniques comme l'huile de ricin. Une émulsion à l'huile d'amande douce 15 gr. dans 150 gr. de véhicule avec l'eau de fleur d'oranger pour usage journalier, qu'on prend par petites quantités dans les 24 heures, nous paraît préférable parce qu'en même temps qu'elle a son action évacuante elle concourt à conserver l'humidité de la bouche.

HYDROTHÉRAPIE.

Sous quelque forme qu'on applique l'eau froide sur la surface externe ou interne du corps, elle a toujours pour but de soustraire une partie de calorie mécaniquement.

Lorsque la chaleur animale a été artificiellement ou pathologiquement élevée sous l'influence d'une immersion générale, la températurs normale tombe rapidement, et cette recrudescence empiète sur la chaleur physiologique.

Les expériences de Calliburces, répétées par Cl. Bernard, démontrent que la chaleur artificielle appliquée sur un membre se transmet dans tout l'organisme, et les battements du cœur s'accélèrent ; il parait qu'il n'en est pas de même lorsqu'on remplace la chaleur par le froid. Une immersion partielle suffisamment prolongée n'exerce aucune influense sur la température générale du corps. (Henry.)

En plongeant une main dans l'eau glacée on obtient un refroidissement considérable de l'autre main (W. Edwards et Gentil). Tholozan et Brown-Séquard sont arrivés aux mêmes résultats ; ils ont montré de plus que cet abaissement de température n'est pas dû à un refroidissement général, mais à une action réflexe de la moelle.

La température du rectum baisse après l'introduction d'eau froide dans l'estomac.

Sous quelle forme faut-il administrer l'eau froide ? Sur ce point tout le monde n'est pas d'accord. On emploie les affusions, les ablutions, les compresses, les enveloppements dans les draps mouillés, les grands bains, les bains graduellement refroidis et les douches.

Il est vrai que la différence sur la manière d'appliquer

l'eau froide paraît être grande, mais malheureusement nous ne possédons pas des observations rigoureuses sur ce point délicat.

Tout en considérant l'hydrothérapie comme une médication puissante contre l'élément fébrile nous ne pouvons former une opinion exacte sur la statistique de Zacquez (Archives de médecine, tome XIV, 1844).

Son traitement consiste dans l'emploi de l'eau froide intus et extra; il fait appliquer sur le front des compresses trempées d'eau froide, aussi bien sur le ventre, de manière à couvrir toute la surface, il les change toutes les dix minutes et continue ses applications pendant 10, 30, 40 jours. Zacquez ne donne pour boisson à ses malades que l'eau pure froide en assez grandes quantités; il emploie assez souvent les vomitifs et les vésicatoires et les saignées rarement; il met constamment ses malades à la diète pendant toute la durée des symptômes intenses. Suivant lui, aucun signe ne contre-indique ces applications froides, peu importe que les malades toussent, qu'ils aient une grande oppression. Non seulement les applications ne sont pas nuisibles, mais encore elles hâtent la résorption des phlegmasies intérieures. En général il faut, autant que possible, équilibrer la température, l'augmenter s'il est nécessaire aux extrémités, mais en même temps l'affaiblir partout où elle s'élève trop, principalement sur le tronc.

Sous l'influence de ce traitement non seulement l'état fébrile tombe, mais encore les désordres cérébraux, intestinaux, urinaires et de putridité cèdent à l'application régulière du froid.

Voici les relevés statistiques de Zacquez depuis 1839 jusqu'à la fin de 1843 ; il a tenu un compte exact de tous les cas de fièvre typhoïde qui ont constitué des épidémies dans dix communes des environs de Lure. Les cas se sont élevés à 492. Parmi ceux-ci, 143 individus ont été soumis au traitement réfrigérant, et les 349 autres ont subi différentes médications selon les idées de chaque médecin traitant. Or, sur ces 349, 91 ont succombé, tandis que parmi les 143 malades traités par les réfrigérants, dans les mêmes temps et dans les mêmes localités, 9 seulement ont succombé.

Les grands bains froids produisent les mêmes effets que les enveloppements répétés dans les draps mouillés (Niemeyer), mais le ralentissement du pouls coïncide quelquefois avec un épuisement extraordinaire, qui se termine parfois par la mort. C'est ce qui engage le professeur de Tubingue à recommander le procédé de Ziemssen qui consiste en des grands bains graduellement refroidis. Les douches offrent-elles un avantage quelconque sur les autres méthodes? Vu la difficulté de ces applications, pour ne pas dire l'impossibilité, elles sont abandonnées. Le procédé opératoire que M. le professeur Jaccoud emploie a des avantages sur tous les autres, et qui consiste : « Dès que la température atteint 39°, dit-il, je fais commencer les lotions froides, au nombre de deux par jour, si la température du soir ne dépasse pas 39,5; au nombre de trois si ce degré est franchi ; enfin j'en fais pratiquer quatre au moins dans les cas où la fièvre se maintient en plateau à 40° et au-dessus. J'emploie pour ces lotions le vinaigre aroma-

tique pur, qui a sur l'eau l'avantage de procurer une
réfrigération plus marquée et plus durable, d'exciter
plus activement l'hématose cutanée, et de maintenir
autour du malade une atmosphère odorante qui le ranime et assure la pureté de l'air. La pratique est celle-
ci : on glisse sous le malade une grande couverture de
laine sur laquelle est placée une toile cirée ; avec une
grosse éponge bien imbibée de vinaigre, on fait une
lotion rapide sur la totalité du corps, en exprimant graduellement le liquide, qu'on renouvelle s'il en est besoin ;
la toile cirée est ensuite enlevée par glissement, et le
patient est enveloppé dans la couverture de laine, où il
reste jusqu'à ce qu'il soit complètement séché. Toute
l'opération dure à peine deux minutes, et elle est plus
brève encore si l'on peut y affecter deux personnes qui
se tiennent de chaque côté du lit. Je diminue le nombre
quotidien des lotions à mesure que la température baisse,
mais je ne les supprime totalement qu'à la chute défini-
tive de la fièvre. Je ne connais à cette puissante médication qu'une seule contre-indication qui d'ailleurs se
présente rarement : lorsque l'adynamie est trop marquée, les premiers déclins de la température sont ac-
compagnés de sueurs profuses qui n'ont d'autre effet
que d'épuiser le patient ; il m'a paru que les lotions
froides, en raison de l'excitation cutanée qu'elles pro-
voquent, entretiennent et augmentent cette diaphorèse
et, dans ces conditions bien définies, je les fais cesser,
non pas immédiatement à la première apparition de la
sueur, mais au bout de trente-six ou quarante-huit
heures, lorsque la persistance du phénomène m'a

montré qu'il ne s'agit pas d'un mouvement sudoral unique et comme accidentel. J'ai complètement renoncé aux bains proprement dits ; ils n'ont pas une action plus puissante que les lotions, et ils ont l'inconvénient d'exiger le déplacement du malade, etc... »

En 1878, au mois de novembre, j'étais affecté d'une fièvre continue simple qui a duré treize jours : dès le deuxième jour, la température a atteint son maximum, 41°, une céphalalgie atroce m'empêchait de dormir ; le troisième jour j'ai trempé une de mes mains dans une cuvette contenant de l'eau froide ; dix minutes après j'étais débarrassé de mon mal de tête. J'applique immédiatement le thermomètre à l'aisselle du côté opposé de la main trempée ; j'ai constaté à mon plus grand étonnement que la température était abaissée de trois degrés. J'ai répété plusieurs fois cette opération, le résultat était invariablement constant. De sorte que, à partir de ce moment, je gardais le lit, non pas comme malade, mais comme convalescent. J'ai eu tort de ne pas expérimenter sur une échelle plus grande, mais je suis persuadé que ce procédé, dans sa simplicité et dans sa facilité, est appelé à rendre des services immenses, non seulement dans le traitement de la fièvre typhoïde, mais dans le traitement de toutes les pyrexies.

Eh ! comment voulez-vous que ce soit autrement ? Les expériences de W. Edward et Gentil, contrôlées par Tholosan et Brown-Séquard, parlent aussi haut que les faits.

Du reste, moi-même j'ai fait des expériences sur ce sujet, et j'ai toujours constaté une diminution de la température de 0°,3-0°,5 dans l'espace de quinze minutes; mais il faut remarquer qu'à l'état physiologique l'organisme est plus réfractaire à l'impression de cette réfrigération qu'à l'état pathologique ; là où l'organisme est plus impressionnable au froid et miné par la fièvre, il est plus avide d'eau, d'où le refroidissement est plus considérable.

La réfrigération locale dont nous parlons est constamment suivie de la diminution du nombre des pulsations. Ce phénomène est précieux parce qu'il indique que l'abaissement de la température n'est pas la conséquence d'une congestion centrale, comme cela arrive par tous les autres moyens de réfrigération active. Au contraire, cette manière de réfrigération est très *efficace* contre les congestions profondes, parce que l'abaissement de la température suit de front le ralentissement du nombre des pulsations cardiaques, sans que pour cela l'organe central de la circulation subisse l'impression d'une action hyposthénisante, ou une activité plus grande.

De l'autre côté, la réaction qui suit la réfrigération est tellement lente qu'elle est imperceptible par le malade.

Si on étudie l'action de l'eau froide sur la température des diverses parties du corps, on arrive aux résultats suivants (Abadie-Lagrave, thèse d'agrégation) :

1° Que l'immersion d'une partie du corps dans l'eau modérément refroidie pendant trente minutes, peut abaisser la température de celui-ci ;

2° Le refroidissement local n'amène aucun changement dans la température générale du corps ;

3º Le réchauffement de la partie refroidie se fait d'autant plus vite que la tempéiature ambiante est plus élevée, celle du milieu réfrigérant plus basse et que le refroidissement est plus court ;

4° Il dépend également de la manière d'être après l'opération, la réaction est plus marquée après les mouvements actifs ou passifs ;

5º Celle-ci est également variable suivant les individus, suivant les nombreux états physiologiques ou pathologiques, enfin elle dépend de la circulation et de l'innervation.

A tous ces aphorismes, je réponi que, étant affecté d'une fièvre, si en trempant une main dans l'eau froide, je vois juguler momentanément les fâcheuses influences de la température anormale par la diminution du mal de tête et par la sensation d'un bien-être proportionnel, par la diminution des pulsations cardiaques aussi bien que par l'abaissement de la température, si tous ces phénomènes, dis-je, peuvent être bien observés, je ne vois pourquoi je donnerais plus de créances aux explications théoriques qu'aux faits constatés.

Or, comme de tous les procédés de réfrigération celui dont nous venons de parler est le plus simple, le plus facile, qu'il n'expose nullement le patient à aucun dérangement possible, et qu'en même temps il possède toutes les qualités que la science a demandées en s'adressant à l'hydrothérapie pour soustraire mécaniquement une partie de la température anormale, il est, dis-je, légitime de lui donner la préférence. Mais si par hasard, exceptionnellement, un individu, soit à l'état physiologique, soit à l'état pathologique, est réfractaire pour ainsi dire dans l'espace de quinze minutes à l'impression de cette réfrigération, il va sans dire qu'il doit tremper l'autre main dans l'eau froide, et le résultat ne doit pas manquer.

MÉDICAMENTS DE LA 2e SÉRIE. — ANTIPHLOGISTIQUES
CONTRE LA FIÈVRE TYPHOÏDE.

1° *Sulfate de quinine.* Tous les phénomènes du sulfate
de quinine se portent sur le cœur, il a reçu le nom de
médicament cardiaque. En agissant directement sur les
ganglions auto-moteurs du cœur, il les paralyse, d'où
il résulte le ralentissement des battements du cœur, la
diminution de la pression artérielle et la réfrigération.

Consécutivement à son action sur le cœur, le sang
arrive en quantité moindre à la périphérie, la contrac-
tilité du système capillaire est stimulée, les actions
chimiques se trouvent diminuées. La diminution du
sang dans le cerveau produit les bourdonnements d'o-
reille, les étourdissements, le vertige ; en un mot, ce
qu'on a décrit sous le nom d'ivresse quinique est dû à
l'anémie cérébrale.

L'anémie que la quinine produit à la moelle épinière
diminue son action réflexe, d'où la diminution de
l'impression douloureuse des inflammations et des
frissons.

Bretonneau a remarqué que le sulfate de quinine
possède à un degré le pouvoir purgatif, d'où le pré-
cepte, dit Trousseau, de l'associer à l'opium pour ne pas
diminuer son action fébrifuge.

Or, son action hyposthénisante nous empêche d'en faire usage contre la fièvre typhoïde ; du reste on peut faire fléchir le malade par son emploi prolongé et non la maladie. Cependant toutes les fois que les rémissions de la température sont plus marquées qu'à l'état ordinaire, c'est-à-dire lorsque le thermomètre indique un abaissement de deux degrés environ, le sulfate de quinine peut rendre des services en atténuant les exacerbations vespérales.

2° *Digitale.* Wunderlich dit que la digitale fait fléchir la température avant le pouls. Les typhiques sont plus sensibles à l'action de la digitale que les pneumoniques (Hirtz).

Feber, dans une statistique de 63 cas, avec 2 gr. de digitale par jour, arrive aux conclusions suivantes :

1° Dans la fièvre typhoïde, la digitale réduit la température et le pouls.

2° Les effets physiologiques sont proportionnels aux doses.

3° La température tombe au-dessous de la normale.

Malheureusement, contre toutes ces belles promesses, s'oppose la clinique française, qui a expérimenté cette substance sur une vaste échelle. Avant de nous exprimer sur la vertu de la digitale dans la fièvre typhoïde, nous dirons deux mots sur la statistique de Feber. Nous ne pouvons accepter ses conclusions comme un enseignement, parce qu'il est à remarquer qu'il administrait la digitale dès le commencement de la fièvre typhoïde ; or, il ne savait pas s'il avait affaire à des cas bénins ou à des cas graves. Enfin, vu que son action est lente à se produire, et qu'en s'accumulant dans l'organisme à un moment donné elle devient dose toxique. C'est à ces causes, je crois, qu'on doit rapporter l'insuccès de la digitale et non à la qualité qu'on veut bien lui attribuer.

Vu que son action est également hyposthénisante et analogue à celle du sulfate de quinine, sauf à des indications exceptionnellement spéciales, la digitale ne peut être employée dans le cours de la fièvre typhoïde.

3° *Tartre stibié*. Les antimoniaux, à cause de leurs effets débilitants, sont contre-indiqués dans la fièvre typhoïde, il n'y a pour ainsi dire pas une circonstance où leur emploi peut être légitimé.

4° *Alcool*. Introduit dans l'organisme, il agit : 1° sur les globules rouges du sang et entrave leurs fonctions, la circulation se trouve légèrement activée après l'ingestion de l'alcool ; cet effet n'est que passager, et il est du même ordre que celui que l'on constate après l'ingestion de plusieurs liquides, surtout lorsqu'ils sont chauds. A cette accélération passagère de la circulation succède un ralentissement. 2° L'alcool modère le mouvement de nutrition. Baquer a observé une diminution de l'acide carbonique en même temps que celle de l'urée sous l'influence de l'alcool. Demarquay a constaté la diminution de la température. Cette diminution est la conséquence du ralentissement du mouvement de désassimilation. Cette même diminution de combustion nous rend compte de l'algidité que l'on a constatée souvent chez les ivrognes. 3° L'alcool excite le système nerveux et ranime la vie par l'ébranlement que détermine le contact des molécules alcooliques avec les éléments anatomiques.

C'est à ces propriétés physiologiques que possède l'alcool qu'on fait de son emploi aujourd'hui un usage presque exclusif sur le traitement de la fièvre typhoïde, puisqu'il s'adresse en même temps sur la circulation, la nutrition, l'innervation et principalement contre la température.

Mais pour atteindre le but dont il est capable, il faut que la quantité soit assez considérable, de 100 à 150 gr. Or, voilà son inconvénient. Toujours est-il que toutes les fois que l'âge, le sexe, la constitution individuelle, le climat ne s'y opposent pas, c'est de tous les médicaments qu'on emploie contre la fièvre typhoïde, c'est à l'alcool qu'on doit donner la préférence.

FORMES DE LA FIÈVRE TYPHOÏDE.

Selon la prédominance des symptômes cérébraux, thoraciques ou abdominaux, on a dit que la forme est cérébrale, thoracique, abdominale, adynamique ou putride.

Comme il nous est impossible de juguler la maladie dans son ensemble et que nous ne pouvons l'empêcher de se localiser dans tel ou tel système, nous sommes obligés de battre en retraite sur les symptômes qui se présentent.

Voyons maintenant quels sont les moyens que nous

possédons pour combattre ces phénomènes formidables.

Forme ataxique. — Cette forme est la plus meurtrière, les accidents sont dus à l'anémie cérébrale, suite de la faiblesse cardiaque et des vaisseaux, en même temps il y a hyperémie veineuse.

L'alcool est le moyen par excellence auquel nous devons nous adresser. La plupart des cliniciens ont eu des bons effets par l'administration de l'opium, mais comme il tend à affaiblir les mouvements du cœur, l'alcool lui est préférable.

La digitale. — L'indication de la digitale qui régularise et distribue le sang d'une manière égale dans l'économie peut être justifiée.

Forme thoracique. — La gravité de cette forme est en raison de l'intensité inflammatoire de l'appareil de la respiration et sa guérison traîne toujours avec une grande lenteur. Lorsque le mal est limité à la muqueuse reespiratoire, c'est à l'acide benzoïque, à la térébenthine qu'on peut s'adresser. Si l'inflammation pulmonaire se déclare, on peut, avec avantage, appliquer des ventouses sèches en grand nombre à l'exemple de Béhier, Jaccoud. L'alcool aussi peut rendre des services.

Forme abdominale. — Dans cette forme nous avons deux symptômes formidables, la diarrhée qui fait fondre le malade, et le météorisme qui en refoulant les poumons en haut gêne la respiration et produit l'asphyxie lorsqu'il est intense,

A partir du douzième jour il faut à tout prix l'arrêter, avec les astringents, les absorbants et le nitrate d'argent.

La *diarrhée* tardive de la quatrième semaine environ est la pire ; on ne peut lui opposer que la viande crue.

Les *hémorrhagies*. — L'ergotine en injection hypodermique, la térébenthine jouissent d'une réputation bien méritée ; les limonades internes, les astringents sont indiqués.

Météorisme. — Le développement des gaz dans l'intestin tient en grande partie à la faiblesse des muscles intestinaux et abdominaux. L'hydrogène proto carboné constitue la masse principale. La camomille, l'anis et la térébenthine sont plus accrédités.

PRÉCAUTIONS HYGIÉNIQUES PENDANT LE COURS

DE LA MALADIE.

La chambre du malade, assez espacée et bien aérée, doit avoir une température de 14°. Le lit doit attirer plus spécialement l'attention du médecin.

Vu la longueur de la maladie, l'impossibilité dans

laquelle le patient se trouve pour changer de position, et les lésions des parties du corps qui le contiennent, on doit s'occuper, autant que possible, d'anéantir une certaine quantité du poids du corps pour éviter par sa pression des lésions redoutables.

Ainsi, il me semble avoir tracé les principaux traits de la fièvre typhoïde aussi bien que de ses formes, sans toutefois être complet ; parce que notre intention n'était pas telle dès le début.

Le point capital de notre but était d'attirer l'attention sur le traitement de la maladie. Loin de moi la pensée d'avoir élucidé cette question qui, à juste titre, est considérée comme un problème des plus brûlants. Cependant, en considération de la pathogénie et des manifestations dont cette maladie est la cause que par la modification des moyens en usage, je pense qu'on peut mieux répondre à cette maladie. C'est dans cet espoir que j'ai entrepris ce travail. Je m'estime heureux si l'application de ces moyens fera justice de notre manière de voir, plus heureux encore si le perfectionnement de ces moyens ou d'autres nouvelles indications puissent nous armer mieux contre ce fléau de l'humanité.

En résumé, nous pensons :

1° Que la fièvre typhoïde est le résultat d'un poison spécial dont il reste à déterminer la nature ;

2° Que les lésions multiples qu'on rencontre dans le cours de cette maladie sont grandement favorisées par l'abstinence ;

3° Que la méthode antiphlogistique doit être rejetée,

car elle a pour effet de diminuer, soit la masse nutritive de l'organisme, soit les fonctions des organes ;

4° Qu'il faut, dès le début, insister sur le genre d'alimentation que nous avons formulée ;

5° Que l'alcool et l'hydrothérapie locale, de la manière dont nous l'avons formulée, feront la base du traitement de la fièvre typhoïde.

Paris. — A. PARENT, imp. de la Faculté de Médecine, r. M.-le-Prince, 29-31.